I personaggi e gli eventi descritti in questo libro sono fittizi.
Qualsiasi somiglianza con persone reali, viventi o decedute, è casuale e
non è intenzionale da parte dell'autore.

ISBN: 9798863658339

Design di copertina: Art Painter
Stampato in Francia

Sommario

Elogio della donna dalle 40 rose

"*Non è perché le cose sono difficili che non osiamo farlo, è perché non osiamo che siano difficili.*" - **SENECA**

"*La vita è un sogno, ma sognare non è vivere.*—**CONSTANTIJN HUYGENS**

Introduzione

Nel vasto giardino dell'esistenza, dove ogni epoca e ogni momento ha il suo colore e il suo profumo, c'è un fiore che sboccia con una grazia speciale: la donna nel fiore degli anni. Madison Harper, in "Elogio della donna con le 40 rose", ci invita in un viaggio intimo attraverso la vita di questa donna, dove ogni rosa simboleggia un anno, un sogno, una prova o un trionfo. Con una prosa delicata e struggente, Harper celebra la bellezza e la complessità della maturità, esplorando le profondità dell'amore, della resilienza e della saggezza acquisita nel corso degli anni. Preparati per un'incantevole esplorazione che ti ricorderà che ogni momento che vivi aggiunge una tonalità unica alla tavolozza della vita.

Parte I: La saggezza di una vita vissuta

La magia delle 40 rose

Al centro di ogni età risiede un'essenza, una linfa che la distingue dalle altre, che le conferisce un sapore unico, una sfumatura che la rende speciale. Se la giovinezza è spesso associata alla spensieratezza, alla vivacità e alla meraviglia, e la vecchiaia è talvolta vista come il rifugio della saggezza, della distanza e della tranquillità, dove si inserisce la donna di 40 anni? È a un bivio, dove l'energia della giovinezza incontra la saggezza della mezza età. È il simbolo vivente di equilibrio, armonia e interezza.

Eppure, in molte culture e nel corso dei secoli, il quarto decennio è stato spesso visto con ambivalenza. Troppo spesso, è stato visto come un punto di svolta, un punto di inflessione verso l'inevitabile declino. Ma ora, all'alba di questo nuovo secolo, è tempo di rivalutare quella prospettiva, metterla in discussione e celebrare la 40enne per quello che è veramente: un vortice di forza, bellezza, saggezza e grazia.

Per comprendere la profondità di questa celebrazione, è essenziale immergersi nelle molteplici sfaccettature della 40enne, capire il suo percorso, sentire le sue emozioni, camminare nei suoi panni e abbracciare la sua essenza. Si tratta di capire che a 40 anni una donna non è alla fine di un capitolo, ma all'inizio di uno nuovo, ricco di promesse e potenzialità.

Questa introduzione è un viaggio nell'anima della donna di 40 anni, un omaggio al suo coraggio, resilienza, bellezza e luce. È la prova che la vita non si misura in anni, ma in momenti, in lezioni apprese, in risate condivise, lacrime versate, amore dato e ricevuto.

Troppo spesso la società ha cercato di dettare il ruolo delle donne, di definirne il valore secondo criteri effimeri, di confinarle in stereotipi e luoghi comuni. Ma la 40enne sta sfidando queste norme, rompendo catene, reinventandosi, riscoprendo se stessa e proclamando la sua verità con audacia e orgoglio.

È la madre che ha cresciuto i figli, guardandoli crescere e fiorire sotto i suoi occhi benevoli. È la professionista che ha scalato i ranghi, superato le sfide e lasciato un segno indelebile nel suo campo. È l'amica su cui puoi contare, quella che ascolta, che consiglia, che conforta. Lei è la compagna amorevole, la compagna fedele, la guerriera senza tempo.

In lei, i decenni convergono, creando una sinfonia di ricordi, esperienze, sogni realizzati e desideri ancora da soddisfare. La sua storia è un mosaico di momenti, un caleidoscopio di emozioni, un quadro vivente di colori vivaci e sfumature sottili.

Nelle pagine che seguono, esploreremo questa magia, questa alchimia che rende la 40enne una creatura misteriosa e familiare, lontana e vicina, senza tempo e profondamente radicata nel suo tempo.

Le stagioni della vita: l'evoluzione delle donne nel tempo

La vita umana, come una sinfonia, si evolve attraverso diversi movimenti e fasi. È segnato da stagioni che riflettono non solo l'età cronologica, ma anche l'evoluzione psicologica, emotiva e sociale di un individuo. Se dovessimo paragonare la vita a un anno, ogni fase sarebbe una stagione, ogni stagione avrebbe il suo sapore, le sue sfide, le sue gioie e i suoi insegnamenti. E in questo viaggio attraverso le stagioni della vita, la donna, in particolare, ha una traiettoria unica, modellata dalla biologia, dalla società, dalla cultura e dalla propria individualità.

La storia delle donne è antica e ricca, venata di trionfi e tragedie, amore e perdita, potere e sottomissione. Dai tempi antichi all'era moderna, le donne sono state venerate, ostracizzati, idealizzate, oppresse, celebrate e molto altro ancora. La sua vita, attraverso i secoli, è un complesso mosaico di ruoli, responsabilità e aspirazioni.

La primavera della vita di una donna è la sua infanzia. È un tempo di innocenza, scoperta e meraviglia. Nelle società antiche, le ragazze erano spesso preparate fin dalla tenera età per i ruoli che le attendevano come mogli, madri e custodi della casa. In molte culture, l'educazione delle ragazze era limitata all'apprendimento di abilità domestiche. Ma anche in questi contesti, le ragazze sognavano, immaginavano e speravano. Nel corso del tempo, le società si sono evolute, fornendo alle ragazze sempre più opportunità di istruzione, crescita ed empowerment.

Poi arriva l'estate, segnata dall'adolescenza e dalla giovinezza. Questa fase è un vortice di emozioni, scoperte e sfide. Le donne stanno cominciando a capire il loro ruolo nella società, i loro diritti, responsabilità e desideri. Questo è il momento in cui scopre la sua identità, la sua sessualità, le sue ambizioni. In molte culture, è anche il momento in cui viene introdotta nella società, quando viene introdotta ai riti di passaggio che segnano il suo passaggio all'età adulta. È un momento di rapida crescita, costruzione di relazioni, esplorazione di te stesso e del mondo.

L'autunno rappresenta l'età adulta, la maternità, la famiglia e la carriera. Questo è spesso il momento più impegnativo della vita di una donna, quando deve destreggiarsi tra più ruoli e responsabilità. È anche il momento in cui raggiunge l'apice del suo potere e della sua influenza, sia nella sfera familiare, professionale o sociale. In molte culture, questo è il momento in cui le donne sono più rispettate e onorate, riconosciute per la loro saggezza, esperienza e capacità di guidare le giovani generazioni.

Infine, l'inverno simboleggia la vecchiaia, la pensione, la riflessione e il senno di poi. Questo è il momento in cui la donna guarda indietro alla sua vita, valuta le sue scelte, celebra i suoi trionfi e impara dai suoi errori. È anche un tempo di trasmissione, dove condivide le sue conoscenze, la sua saggezza e le sue esperienze con le giovani generazioni. In molte culture, le donne anziane sono venerate come matriarche, portatrici di tradizioni e conoscenze ancestrali.

Attraverso queste stagioni, l'evoluzione di una donna è influenzata dalle norme sociali, dalle aspettative culturali, dalle realtà biologiche e dalle sue scelte e aspirazioni. Nel corso della storia, le donne sono state sia regine che ancelle, guerriere e pacifiste, innovatrici e custodi della tradizione. Hanno rotto barriere, stabilito record, cambiato società e trasformato il mondo in una miriade di modi.

Oggi, nell'era della globalizzazione, della tecnologia e della comunicazione, le donne continuano ad evolversi. Sono più responsabilizzati, più istruiti, più connessi che mai. Sfida gli stereotipi, ridefinisce le norme e plasma il proprio destino. Ma qualunque sia il tempo o il contesto, una cosa rimane costante: la donna è il cuore pulsante dell'umanità, la forza vitale che la guida attraverso le stagioni della vita.

La melodia degli anni: l'armonia della giovinezza e della maturità

La vita è una sinfonia, composta da movimenti e note che si susseguono, si intrecciano e risuonano tra loro per creare una melodia indimenticabile. Questa melodia è il viaggio di una vita, segnato da alti e bassi, accordi felici e toni cupi. Al centro di questa melodia c'è l'armoniosa interazione tra giovinezza e maturità, due fasi della vita che sembrano essere agli antipodi l'una dall'altra, ma che, in realtà, si completano e si arricchiscono a vicenda.

La giovinezza è spesso associata alla spensieratezza, all'entusiasmo, all'energia e alla sete di avventura. È un momento di scoperta, apprendimento ed esplorazione. Ogni esperienza è nuova, ogni giorno è un'avventura, ogni sogno sembra a portata di mano. È il momento in cui il mondo si apre davanti a noi, pieno di infinite possibilità, e in cui ci sentiamo invincibili, pronti ad affrontare qualsiasi sfida e conquistare qualsiasi vetta.

D'altra parte, la maturità è spesso vista come un momento di riflessione, saggezza e stabilità. Questo è il momento in cui iniziamo a comprendere le complessità della vita, quando apprezziamo il valore del tempo, della pazienza e della perseveranza. È un momento in cui guardiamo indietro e impariamo dalle nostre esperienze passate, in cui impariamo ad accettare le nostre imperfezioni, perdonare i nostri errori e amare i nostri successi. È anche un momento in cui comprendiamo l'importanza delle relazioni, della famiglia e della comunità e riconosciamo il valore della vita stessa.

Sebbene queste due fasi possano sembrare contraddittorie, sono in realtà due facce della stessa medaglia. La gioventù porta l'energia, la passione e l'ambizione per perseguire i nostri sogni, mentre la maturità porta la saggezza, la prospettiva e la pazienza per raggiungerli. Insieme, formano una potente combinazione che ci permette di affrontare le sfide della vita con grazia, determinazione e ottimismo.

Ma come trovare questo equilibrio armonioso tra l'ardore della giovinezza e la saggezza della maturità? Come possiamo integrare queste due energie nella nostra vita quotidiana per creare una melodia che risuoni con autenticità, integrità e bellezza?

Il primo passo è riconoscere e accettare i doni unici che ogni fase della vita porta. Invece di rimpiangere il passato o di comprendere il futuro, dobbiamo imparare ad abbracciare il presente, con tutte le sue imperfezioni, sfide e opportunità. Dobbiamo anche imparare ad ascoltare noi stessi, capire i nostri bisogni, desideri e limiti e rispettarli.

Successivamente, è importante rimanere di mentalità aperta, curiosi e desiderosi di imparare. Che siamo giovani o vecchi, c'è sempre qualcosa di nuovo da scoprire, che si tratti di noi stessi, degli altri o del mondo che ci circonda. La vita è un percorso di apprendimento costante, e ogni esperienza, buona o cattiva che sia, è un'opportunità di crescita ed evoluzione.

È anche fondamentale coltivare relazioni significative, connettendosi con persone di tutte le età e background. Queste interazioni ci permettono di condividere esperienze, conoscenze e prospettive, imparare gli uni dagli altri e crescere insieme. Circondandoci di persone che ci sostengono, ci ispirano e ci sfidano, possiamo creare un ambiente in cui gioventù e maturità coesistono in armonia, nutrendosi e rafforzandosi a vicenda.

Infine, dobbiamo imparare a vivere con gratitudine, ad amare ogni momento, ogni esperienza, ogni relazione. La vita è fugace e ogni giorno è un dono prezioso che vale la pena celebrare. Adottando un atteggiamento di gratitudine, possiamo creare una melodia che risuona con amore.

Lezioni apprese: errori, sfide e crescita personale

Mentre l'individuo attraversa il viaggio che è la vita, si trova inevitabilmente di fronte a un amalgama di momenti gioiosi e dolorosi, prove e trionfi. Questo viaggio, disseminato di errori e sfide, non è una semplice coincidenza o un percorso di sofferenza, ma piuttosto una formidabile via di crescita personale. Gli errori che facciamo, le sfide che affrontiamo, sono i seminatori, da cui successivamente emerge il rigoglioso giardino del nostro sviluppo personale e della nostra saggezza interiore.

I nostri errori, anche se spesso percepiti negativamente in molti aspetti sociali e culturali, sono in realtà opportunità sotto mentite spoglie. Ci offrono uno sguardo introspettivo sul nostro essere, permettendoci di esaminare il nostro carattere, i nostri valori e le nostre priorità. Ogni errore, ogni passo falso, ci serve come specchio, riflettendo non solo la nostra vulnerabilità ma anche la nostra umanità. L'errore è quella materia prima che, forgiata con il pensiero e la comprensione, si trasforma in uno strumento di cambiamento, aiutandoci a scolpire il nostro essere in una versione più raffinata di noi stessi.

Mentre attraversiamo le terre spesso ripide delle nostre sfide personali, siano esse emotive, mentali o fisiche, attingiamo alle nostre riserve di forza e resilienza. Quei momenti in cui siamo spinti ai nostri limiti, quando affrontiamo disagio e dolore, sono i momenti in cui realizziamo il nostro potenziale e la nostra capacità di perseverare. Le sfide, quelle montagne maestose e intimidatorie nel nostro viaggio di vita, vengono vinte passo dopo passo, fatica dopo fatica. E quando raggiungiamo la cima, la visione davanti a noi è quella di una maggiore fiducia e di una rinnovata fiducia nelle nostre capacità.

La crescita personale non avviene in un vuoto di comfort e facilità, ma piuttosto in uno spazio in cui regna il disagio, dove le nostre convinzioni e abitudini sono sfidate. È in questo spazio che le fondamenta del nostro carattere vengono scosse, costringendoci a ricostruire, spesso, con una migliore prospettiva e comprensione. La crescita personale è quel processo attraverso il quale ci evolviamo, non linearmente, ma attraverso un percorso tortuoso di lezioni apprese, intuizioni acquisite e saggezza acquisita.

L'evoluzione, in questo contesto, non è semplicemente il prodotto dei nostri successi, ma è intimamente legata a come ci rialziamo, come impariamo dalle nostre cadute e come incorporiamo quelle lezioni nelle nostre vite. Le lezioni che impariamo lungo la strada non sono distintivi di vergogna, ma medaglie d'onore, che simboleggiano la nostra capacità di imparare, evolvere e andare avanti con una nuova prospettiva e una rinnovata forza.

Il viaggio verso la saggezza e la crescita personale è una strada che costruiamo pietra su pietra, ogni pietra è un errore commesso, una sfida vinta, una lezione appresa. È un viaggio che non finisce, perché ad ogni passo avanti si rivelano nuovi orizzonti di comprensione e consapevolezza di sé. Ed è questa bellezza intrinseca del viaggio, questa costante ricerca di diventare la migliore versione di noi stessi, che rende la vita una melodia complessa ma squisita di momenti interconnessi ed esperienze intrecciate.

Le linee della vita: i testimoni silenziosi delle sue esperienze

Ogni vita è un libro unico, ogni capitolo rappresenta un'epoca, ogni pagina descrive un giorno, ogni riga illustra un'emozione, un evento, un pensiero. Ma al di là di ciò che scegliamo di raccontare agli altri, al di là delle storie che decidiamo di condividere, ci sono testimoni silenziosi del nostro viaggio: le linee invisibili impresse nelle nostre anime, le tracce lasciate da ogni sorriso, ogni lacrima, ogni risata e ogni urlo. Queste righe sono testimoni muti delle nostre esperienze, mappe dettagliate dei nostri viaggi interiori ed esteriori, e raccontano una storia che solo noi possiamo decifrare.

Come esseri umani, attraversiamo la vita accumulando esperienze. Dai nostri primi titubanti passi da bambini ai nostri passi più sicuri da adulti, ogni momento vissuto, doloroso o gioioso, lascia un segno indelebile su di noi. Questi marchi sono più di semplici souvenir; Modellano il nostro carattere, influenzano le nostre decisioni e guidano le nostre azioni. Sono i pilastri invisibili su cui è costruita la nostra identità.

Quando guardiamo indietro, possiamo vedere queste linee di vita, come un'intricata rete di percorsi intrecciati, ognuno dei quali racconta una storia diversa, ogni storia è parte integrante di ciò che siamo diventati. Ma queste linee non sono scolpite nella pietra. Sono fluidi, mutevoli, in evoluzione man mano che cresciamo, impariamo e cambiamo.

Alcuni potrebbero dire che queste linee sono cicatrici, segni di dolore e sofferenza. Altri possono vederli come distintivi d'onore, prova della loro forza e resilienza. Comunque scegliamo di vederli, una cosa è certa: sono un riflesso del nostro viaggio, delle lezioni apprese, delle sfide che abbiamo affrontato e delle vittorie celebrate.

Come individui, abbiamo la capacità unica di dare un senso a queste linee. Possiamo scegliere di vederli come ostacoli o come opportunità. Possiamo vederli come ricordi dei nostri errori o come testimonianze della nostra crescita. Ogni riga è una storia a sé, e sta a noi come vogliamo raccontarla.

Ma una cosa è certa: queste linee sono il tessuto stesso del nostro essere. Sono la prova del nostro passaggio attraverso questo mondo, delle impronte che lasciamo dietro di noi. Sono un riflesso della nostra umanità, della nostra capacità di amare, di soffrire, di sognare e di sperare. Sono un costante promemoria che la vita è un viaggio, non una destinazione, e che ogni momento che sperimentiamo è un'opportunità per crescere, imparare e diventare la migliore versione di noi stessi.

Quindi, la prossima volta che ti senti perso, dubiti di te stesso o ti chiedi se ne vale la pena, guarda queste linee di vita. Ricorda ogni passo del viaggio, ogni sfida che hai affrontato, ogni lezione appresa. Ricorda che non sei solo, che ogni persona che incontri ha le sue battute, le sue storie, le sue lezioni. E ricorda che queste righe sono i testimoni silenziosi del tuo viaggio, i custodi dei tuoi ricordi e i narratori della tua storia.

Elogio della donna dalle 40 rose

Il ricordo della ragazza: i sogni e le aspirazioni del passato

C'era una volta, nel dolce vuoto della memoria, una ragazza sognatrice. Aveva le stelle negli occhi, i desideri nel cuore e un'insaziabile sete di vita. Lì, nella morbida ombra dei suoi ricordi, si muoveva, portando dentro di sé sogni vividi e aspirazioni grandiose che la guidavano attraverso i meandri della sua infanzia e adolescenza.

Ogni mattina si alzava con il sole, il suo cuore batteva al ritmo delle sue speranze, i suoi pensieri volavano verso orizzonti lontani. Ha immaginato un mondo in cui sarebbe stata un'eroina, vincendo sfide, raggiungendo vette inesplorate e lasciando un segno indelebile sulla sua presenza. Sognava avventure, storie d'amore appassionate e imprese grandiose che l'avrebbero resa immortale negli annali del tempo.

Ma questi sogni non erano semplici fughe dalla realtà. No, erano la bussola che guidava ogni passo che faceva. Queste aspirazioni erano le fiamme che bruciavano dentro di lei, spingendola in avanti, dandole la forza di superare gli ostacoli e la perseveranza per andare avanti anche quando i venti erano contro di lei. In quei momenti, ricordava i suoi sogni, tenendoli stretti al suo cuore come talismani sacri che avevano il potere di trasformare la sua realtà.

Crescendo, ha incontrato altre anime, alcune portatrici dei propri sogni, altre che hanno abbandonato le loro lungo la strada. Ma ogni incontro, ogni interazione, le ricordava l'importanza di rimanere fedele a se stessa, di non lasciare mai morire i suoi sogni. Vide il potere che queste aspirazioni avevano su coloro che le amavano, come potevano essere la fonte di una motivazione infinita, di una determinazione incrollabile e di una passione divorante.

Poi sono arrivate le sfide, inevitabili nella vita di tutti. Momenti in cui dubitava, quando i suoi sogni sembravano irraggiungibili, quando la realtà cercava di sopraffarla con le sue dure verità. Ma anche in questi momenti bui, il ricordo della giovane ragazza, con i suoi sogni e le sue aspirazioni del passato, è rimasto il suo alleato più fedele. Gli ricordava le promesse che aveva fatto a se stessa, le visioni che aveva visto e la speranza che aveva portato dentro di sé.

Gli anni sono passati, trasformandola ad ogni passo, plasmandola, plasmandola. Ma il ricordo della ragazza è rimasto intatto, come una vecchia foto in un album, ricordando i momenti dolci e amari, le risate e le lacrime, i successi e i fallimenti. E in tutto questo, i sogni e le aspirazioni del passato sono rimasti, forse un po 'alterati dal tempo e dall'esperienza, ma ancora vivi, ancora ardenti.

Così, a chi si chiede se sia troppo tardi per realizzare i propri sogni, a chi sente il peso degli anni che li appesantisce, a chi pensa che il tempo abbia portato via le proprie aspirazioni, ricorda il ricordo della giovane ragazza. Ricorda il potere di questi sogni, l'energia che possono portare, la motivazione che possono suscitare. Perché non importa dove siamo nel nostro viaggio, non importa quanto tempo sia passato, i sogni e le aspirazioni di un tempo possono ancora essere realizzati, sempre perseguiti, sempre vissuti.

E se, in fin dei conti, alcuni di questi sogni rimangono irrealizzati, non sia per mancanza di tentativi, ma perché il viaggio per raggiungerli ha offerto altri tesori lungo la strada, altri sogni da realizzare, altre aspirazioni da perseguire. Perché la vera magia non sta nella destinazione, ma nel viaggio stesso, nel perseguimento di quei sogni, nel ballare con quelle aspirazioni e nella celebrazione della memoria della ragazza che li portava dentro.

Visione chiara del presente: riscoperta di sé a 40 anni

Nel vasto oceano della vita, arrivano momenti in cui le acque si calmano, quando il tumulto delle onde si trasforma in una pacifica serenità, quando il viaggiatore può gettare l'ancora e contemplare il riflesso cristallino dell'orizzonte. Per molti, questo momento coincide con il segno dei 40 anni, un momento in cui lo specchio del tempo rivela non un'immagine invecchiata, ma una visione chiara e vivida del presente.

Quarant'anni. Non è solo un'epoca, ma un punto di svolta, un momento cruciale in cui il passato si fonde con il presente, quando i sogni di ieri si confrontano con la realtà di oggi, quando le lezioni apprese tessono il tappeto su cui poggia il futuro. È un momento di riscoperta, un periodo di introspezione, un tempo per fare il punto su ciò che è stato e per considerare ciò che sarà.

Dove la giovinezza era un tempo di sperimentazione, ricerca, errori e apprendimento, gli anni quaranta offrono una prospettiva, una maturità che solo il passare del tempo può portare. Cambiano le priorità, cambiano le passioni, si reinventano i desideri. E al centro di tutto, c'è una riscoperta del sé.

Perché a 40 anni, non sei più la persona che eri a 20, o anche la persona che eri a 30. Siamo il risultato di una moltitudine di esperienze, scelte, decisioni, occasioni prese e strade non prese. Uno è il prodotto dei propri fallimenti tanto quanto dei propri successi, dei propri dolori così come delle proprie gioie. E con questa somma di esperienza arriva una profonda comprensione di chi siamo veramente, cosa conta davvero, cosa dà senso alla vita.

Le relazioni assumono una nuova dimensione all'età di 40 anni. Le amicizie superficiali lasciano il posto a legami più profondi, basati sulla fiducia, la comprensione reciproca e l'amore incondizionato. Gli amori passati, con i loro alti e bassi, passioni e dolori, assumono una tonalità agrodolce, evocando sia la nostalgia per il passato che la saggezza per il presente. I legami familiari, un tempo forse tumultuosi o lontani, si rafforzano quando riconosciamo il valore inestimabile del tempo insieme.

Professionalmente, la mezza età è spesso un momento di consolidamento. Gli anni di duro lavoro, apprendimento e crescita pagano, dando origine a risultati tangibili e meritati riconoscimenti. Ma è anche un momento di interrogazione, quando valutiamo se la strada scelta è davvero quella che porta soddisfazione e appagamento. E per molti, è un'opportunità per reinventare le loro carriere, perseguire passioni a lungo trascurate, imbarcarsi in nuove avventure.

Ma più di ogni altra cosa, la quarantena è un momento di riscoperta interiore. Questo è il momento di riconnettersi con se stessi, di ascoltare i sussurri del cuore, di immergersi in profondità nelle acque tranquille dell'anima. È il momento di chiederti se stai davvero vivendo la vita che vuoi, se sei davvero la persona che vuoi essere. E se no, ora è il momento perfetto per fare i cambiamenti necessari, per reinventarsi, per ricominciare.

Alla fine della giornata, la quarantena è meno una fine e più un nuovo inizio. È un invito ad abbracciare il presente con tutte le sue sfide e opportunità, a celebrare ogni momento con gratitudine e meraviglia, a vivere ogni giorno come se fosse l'ultimo, pur sapendo che il meglio deve ancora venire. È un'occasione per riscoprire chi sei, cosa vuoi e dove stai andando. È un'opportunità per vivere pienamente, appassionatamente, senza rimpianti. È la visione chiara del presente, il dono prezioso della scoperta di sé all'età di 40 anni.

Parte II: L'essenza della relazione

Nel complesso teatro dell'esistenza umana c'è una danza la cui coreografia trascende epoche, culture e confini: quella delle relazioni umane. Che sia filiale, amichevole, romantica o professionale, ogni relazione tesse il tessuto stesso della nostra realtà, formando l'immagine vivente del nostro viaggio nel tempo.

Quando viene menzionata la parola "relazione", le menti volano verso ricordi lontani o recenti, verso volti familiari o momenti memorabili. Tutti possono quindi fuggire nei colpi di scena dei loro ricordi e rivivere le palpitazioni di un primo incontro, la dolce melodia di una conversazione notturna o il gemito nel cuore di una separazione. Le relazioni, infatti, plasmano la nostra identità, sono i pilastri dei nostri ricordi e le sentinelle delle nostre emozioni.

Ma qual è, alla fine, l'essenza di una relazione? È il periodo di tempo in cui due anime vivono fianco a fianco? È la profondità delle confidenze condivise o la frequenza delle risate scambiate? O è piuttosto questo legame invisibile, questo impulso del cuore che ci spinge verso l'altro, questa insaziabile ricerca di connessione e unità?

Questa parte esplora questa essenza, questo nucleo centrale che dà vita a una relazione. Approfondiremo le profondità delle interazioni umane per svelare i loro misteri e bellezze. Cercheremo di capire cosa alimenta la fiamma dell'amicizia, cosa rafforza i legami familiari, cosa fa battere i cuori in armonia e cosa cementa le partnership più forti.

Comprendere l'essenza di una relazione significa toccare l'anima stessa dell'umanità. È riconoscere che, nonostante le nostre apparenti differenze, un filo d'oro ci unisce tutti, tessendo una rete di interdipendenza e condivisione. È cogliere che, in questo vasto universo, ciò che conta di più non è tanto il nostro passaggio solitario, ma le tracce che lasciamo nel cuore degli altri e le impronte che le loro anime lasciano sulla nostra.

Iniziamo dunque insieme questo viaggio nel cuore dell'essenza della relazione, dove le parole incontrano i sentimenti, dove i gesti assumono il loro pieno significato, e dove, finalmente, scopriamo noi stessi attraverso lo specchio dell'altro.

Le donne come amiche: l'importanza dell'ascolto e della condivisione

Ogni società è costruita e prospera su una complessa rete di interazioni, confidenze e connessioni. Queste connessioni, quando coltivate e coltivate, diventano il fondamento stesso della nostra umanità. Tra queste relazioni, l'amicizia si distingue per la sua singolare bellezza, innocenza e capacità di trascendere le differenze. E, al centro di questa amicizia, la donna ha spesso un ruolo centrale, un'ancora che stabilizza, una stella che guida, un rifugio dove trovare conforto e comprensione.

Fin dalla notte dei tempi, le donne sono state celebrate per la loro capacità di ascoltare, capire e condividere. Nei momenti di dubbio, è lei a cui ci rivolgiamo per un orecchio che ascolta. Nei momenti di gioia, è lei con cui vogliamo condividere la nostra felicità. La sua capacità di ascoltare senza giudicare, di consigliare senza imporre, di offrire la sua spalla senza aspettarsi nulla in cambio, la rende un'amica inestimabile.

L'ascolto è un'arte, e la donna, nel suo ruolo di amica, è spesso maestra in materia. Sa che a volte non si tratta di trovare soluzioni, si tratta solo di essere presenti. Permettere all'altra persona di riversare i propri dolori, preoccupazioni, speranze e sogni. Sa che offrendo il suo tempo, la sua pazienza e la sua attenzione, offre molto di più delle semplici parole: offre una parte di sé.

La condivisione, invece, è l'altra faccia di questa preziosa medaglia. Con lei, l'amicizia non è una relazione a senso unico. Condivide le proprie storie, le proprie esperienze, creando un ponte di comprensione reciproca, un legame forte che non si spezza facilmente. Sa che nella condivisione c'è una forza, un'energia che rafforza l'amicizia, rendendola più resiliente di fronte alle prove della vita.

Ma perché l'ascolto e la condivisione sono così essenziali nell'amicizia, soprattutto quando c'è di mezzo la donna? Questo perché incarnano ciò che significa veramente essere umani. Ci ricordano che non siamo isole isolate, ma esseri interconnessi, che hanno bisogno l'uno dell'altro per crescere, evolversi e prosperare.

La donna come amica ci ricorda che l'amicizia non è solo momenti condivisi, risate e lacrime. È una delicata danza di dare e prendere, ascoltare e condividere. È una promessa silenziosa che, qualunque cosa accada, non sarai mai solo. E in questo mondo sempre più frammentato, dove la solitudine sta diventando una piaga, avere una moglie come amica, un orecchio che ascolta, un cuore aperto, è un dono inestimabile.

Così, attraverso l'ascolto e la condivisione, la donna, come amica, svolge un ruolo essenziale nel complesso arazzo della nostra vita. È un costante promemoria dell'importanza della connessione umana, dell'empatia e della compassione. È la prova vivente che, nonostante le nostre differenze, nonostante le nostre imperfezioni, è possibile trovare un'anima gemella, una compagna di viaggio, un'amica per la vita. E in questa amicizia ci insegna l'importanza dell'ascolto, della condivisione e dell'amore incondizionato.

Love at 40: la profondità e l'autenticità della relazione romantica

L'amore è un enigma che ha affascinato l'umanità fin dalle origini della nostra coscienza. È una forza intangibile che risuona nella cadenza dei nostri cuori, traccia arcobaleni nei nostri cieli tempestosi e ispira poeti, musicisti e sognatori. Ma mentre l'amore in gioventù è spesso associato alla passione, all'intensità e all'esplorazione, l'amore in 40 ha un'altra dimensione, un altro colore e un'altra profondità.

A 40 anni, la vita ha già scritto i suoi capitoli di trionfi, sconfitte, speranze e delusioni. Queste esperienze accumulate forgiano un individuo, lo induriscono e, allo stesso tempo, lo rendono più consapevole della propria vulnerabilità. È in questo contesto che l'amore a questa età assume un significato unico. Non sono più solo farfalle nello stomaco o sogni ad occhi aperti. È un amore che sa cosa vuole, quanto vale e, soprattutto, cosa può offrire.

Una delle caratteristiche più toccanti dell'amore a 40 anni è la sua autenticità. Le maschere stanno cadendo, le facciate si stanno sgretolando e ciò che rimane è un sincero desiderio di connessione, comprensione e accettazione reciproca. Non è un amore che cerca di cambiare l'altro, ma piuttosto di celebrare la sua unicità. È un amore che riconosce che ogni cicatrice, ogni ruga, ogni lacrima versata racconta una storia, e quelle storie meritano di essere onorate e apprezzate.

La profondità è un altro aspetto inevitabile dell'amore a questa età. Nel corso del tempo, gli innamorati imparano che la vera intimità non si trova solo nel condividere momenti di gioia, ma anche nel navigare insieme attraverso le tempeste. Scoprono che l'amore non consiste semplicemente nel dire "ti amo", ma nel dimostrare quell'amore attraverso azioni, sacrifici e presenza costante. Questa profondità si traduce in una fiducia reciproca che non può essere scossa dai capricci della vita.

L'amore a 40 anni è anche una riscoperta. Con il senno di poi e la maturità, gli individui possono reinventarsi, reimmaginare cosa significa amare ed essere amati. Possono lasciarsi alle spalle il bagaglio e i pregiudizi del passato per abbracciare una relazione basata sulla reciprocità, il rispetto e la riverenza. È un amore che comprende che la vera bellezza non sta nella perfezione, ma nell'imperfezione cara, nelle piccole imperfezioni che rendono unica ogni relazione.

Alla fine della giornata, l'amore a 40 anni è una potente testimonianza della capacità umana di amare ed essere amato, nonostante le sfide, i dubbi e le delusioni. È un amore che trascende il tempo, sfida gli stereotipi e dimostra che l'amore non ha età, limiti e fine. È un amore che celebra la vita in tutta la sua gloria, con tutte le sue prove e i suoi trionfi. Ed è un amore che ci ricorda che, non importa quanti anni abbiamo, siamo degni di amare ed essere amati profondamente, sinceramente ed eternamente.

Crescita congiunta: evoluzione reciproca in una relazione

Nella complessa danza dell'amore e della relazione, c'è una fase che viene spesso trascurata o fraintesa, quella della crescita congiunta. Mentre gli inizi di una relazione sono segnati dall'euforia, dalla scoperta reciproca e dall'entusiasmo, nel tempo, la vera essenza di un'unione duratura e profonda risiede nella sua capacità di evolvere insieme. Non si tratta solo di crescere, ma di crescere in armonia, in sincronicità, in modo che i due individui si sviluppino, non come due entità separate, ma come un tutto interdipendente.

La vita, con la sua parte di prove, gioie, sfide e trionfi, cambia inevitabilmente ogni individuo. Le esperienze forgiano, trasformano e talvolta addirittura si rompono. In questo vortice di cambiamenti, la vera magia di una relazione risiede nella capacità dei partner di evolvere insieme. Ciò significa comprendere le aspirazioni, i sogni, le paure e i desideri reciproci e trovare modi per integrare questi elementi nel tessuto della propria crescita.

Questa evoluzione reciproca richiede una comunicazione aperta, onesta e continua. Richiede pazienza, empatia e, soprattutto, una costante volontà di imparare dagli altri. Non si tratta di compromettere i propri desideri o sacrificare i propri bisogni, ma piuttosto di trovare un equilibrio, un ritmo comune che consenta a ciascun partner di prosperare sostenendo la realizzazione dell'altro.

L'evoluzione reciproca in una relazione non è un viaggio lineare. Ci saranno momenti di stallo, momenti di dubbio, in cui entrambi i partner potrebbero sentirsi disconnessi o distanti. Ma è proprio in questi momenti che risiede l'occasione di rinnovamento, di riscoperta e di riaffermazione. Ogni crisi, ogni sfida diventa un'opportunità per riunirsi, per rafforzare il legame e tracciare un nuovo percorso comune.

Infine, la crescita articolare è la massima espressione dell'amore. È riconoscere che, nonostante i cambiamenti, nonostante le incertezze, c'è una volontà incrollabile di camminare insieme, mano nella mano, attraverso le stagioni della vita. Celebra non solo gli alti, ma anche i bassi, poiché sono testimoni silenziosi della resilienza, della determinazione e della profondità di una relazione. È un viaggio continuo di scoperta, accettazione e amore, dove due anime, pur mantenendo la loro individualità, si fondono per formare una melodia armoniosa che risuona nel tempo.

Il potere del sorriso: la capacità di confortare e guarire

La vita è un mosaico di emozioni, un caleidoscopio di momenti che oscillano tra risate e lacrime, speranza e disillusione, gioia e tristezza. Ma in mezzo a questi alti e bassi, c'è una costante, un bagliore che brilla con una particolare intensità, capace di trascendere il dolore, la solitudine e la confusione: il sorriso.

Sorridere è più di una semplice curvatura delle labbra o una manifestazione di felicità. È una finestra sull'anima, un ponte tra i cuori, un linguaggio universale che tutti comprendono, indipendentemente dall'età, dalla razza, dalla cultura o dalla lingua. Porta in sé un'energia, una vibrazione che ha il potere di riscaldare l'atmosfera, alleggerire i fardelli e portare un comfort inestimabile.

È affascinante pensare a come un semplice sorriso possa cambiare il corso di una giornata. Quante volte un sorriso è stato il raggio di sole in una giornata nuvolosa? Quante volte è stato il balsamo lenitivo su una ferita invisibile? Quante volte è stato l'ancora di salvezza per un'anima in difficoltà?

L'atto di sorridere è in realtà un invito. È un invito alla connessione, alla comprensione, all'empatia. Quando qualcuno sorride, dice senza parole: "Sono qui per te. Ti vedo. Ti capisco". E quel semplice riconoscimento può fare tutta la differenza del mondo per qualcuno che si sente perso, svalutato o incompreso.

Ma al di là della sua capacità di conforto, il sorriso ha anche il potere di guarire. La scienza stessa conferma che sorridere rilascia endorfine, quegli ormoni del benessere che combattono lo stress, il dolore e promuovono un senso generale di benessere. In altre parole, ogni sorriso è una dose di ottimismo, un elisir che combatte l'oscurità e illumina la mente.

E poi c'è il contagio del sorriso. Basta un sorriso per scatenare una reazione a catena. Un sorriso genera un altro sorriso, che a sua volta ne genera un altro, creando un'atmosfera positiva che si diffonde, toccando vite, rompendo barriere e tessendo legami indelebili tra gli individui.

Tuttavia, è anche importante riconoscere che ogni sorriso racconta una storia. Dietro ogni sorriso, ci può essere una montagna di dolore, un mare di lacrime o un deserto di solitudine. Ma è proprio questo contrasto che rende il sorriso così prezioso, così potente. Perché anche in mezzo alla tempesta, rappresenta un atto di sfida, un'affermazione di forza interiore, una testimonianza del coraggio di continuare, di lottare, di credere.

In fin dei conti, il sorriso è un dono, una gemma preziosa che tutti hanno il potere di dare e ricevere. È un promemoria che, nonostante le prove, le sfide, le delusioni, c'è sempre un motivo per sperare, per sognare, per amare. Perché nel grande schema delle cose, un sorriso può non cambiare il mondo, ma può certamente cambiare il mondo di qualcuno. E forse, sorriso dopo sorriso, attimo dopo attimo, tutti possiamo contribuire a rendere questo mondo un po' più luminoso, un po' più amorevole, un po' più bello.

Anni ed eternità: la dualità del tempo e del momento presente

Il tempo è un concetto che ha affascinato e incuriosito l'umanità per eoni. Misuriamo le nostre vite in anni, mesi, giorni, ore, eppure, ogni momento ha il potenziale per espandersi all'infinito, toccando le rive dell'eternità. Questa tensione tra l'inesorabile passare degli anni e la profondità del momento presente crea una dualità che definisce la natura stessa della nostra esistenza.

Gli anni rappresentano la somma delle nostre esperienze, la narrazione del nostro viaggio attraverso la vita. Ogni anno che passa è come un capitolo aggiunto al nostro libro personale, che racconta storie di gioia, dolore, amore, perdita, risate e lacrime. Questi anni accumulati sono un riflesso delle scelte che abbiamo fatto, dei percorsi che abbiamo intrapreso, delle lezioni che abbiamo imparato. Sono la testimonianza della nostra crescita, della nostra evoluzione, della nostra maturità. Gli anni sono come un mosaico, ogni pezzo porta il suo colore, la sua forma, contribuendo alla complessa bellezza dell'insieme.

D'altra parte, il momento presente è un enigma. È un punto nel tempo che ci sfugge costantemente dalla presa, scivolando tra le nostre dita anche mentre cerchiamo di afferrarlo. Eppure, è in questo momento fugace che risiede tutto il potenziale, tutta la magia della vita. Perché il presente è tutto ciò che abbiamo veramente. Egli è la convergenza di tutto ciò che siamo stati e di tutto ciò che potremmo diventare. È l'eco del nostro passato e la promessa del nostro futuro.

Il momento presente è anche dove si annida l'eternità. In ogni momento, c'è una profondità, un'infinità che trascende i limiti del tempo lineare. Un momento di vera presenza può sembrare un'eternità, poiché ci collega a qualcosa di più grande di noi stessi, all'universale, all'immutabile. È in questi momenti che tocchiamo la verità essenziale della nostra esistenza, che ci rendiamo conto che la vita è sia effimera che eterna.

Questa dualità tra gli anni passati e il momento presente crea un dinamismo, una tensione che ci spinge a cercare un equilibrio. Come possiamo onorare il passato senza essere incatenati ad esso? Come abbracciare il presente senza trascurare le lezioni del passato? Come vivere al massimo ogni momento pur riconoscendo il valore degli anni trascorsi?

Forse la chiave sta nel riconoscimento che, anche se gli anni passano, ogni momento è un'opportunità per toccare l'eternità. È essendo pienamente presenti, immergendoci nel qui e ora, che onoriamo il viaggio che abbiamo percorso. È riconoscendo il valore di ogni momento che diamo un senso agli anni trascorsi.

In definitiva, la dualità del tempo vissuto e del momento presente è un promemoria della ricchezza e della complessità della vita. È una chiamata ad amare ogni momento, a celebrare ogni anno e a riconoscere che, al di là delle misure arbitrarie del tempo, c'è un'eternità in attesa, sempre pronta per essere esplorata, vissuta e amata.

La sinfonia quotidiana: gli alti e bassi della vita quotidiana

La vita quotidiana è spesso paragonata alla musica, una melodia ininterrotta che suona in sottofondo alle nostre esistenze. Questa melodia, per quanto familiare, è in realtà una sinfonia complessa, ricca e ricca di sfumature, fatta di alti e bassi che definiscono la nostra vita quotidiana.

Ogni giorno, appena svegli, inizia la melodia. Il dolce canto degli uccelli, il brusio della città che si sveglia, le risate dei bambini che si preparano per la scuola, tutto questo costituisce le prime note della giornata. Questi suoni familiari, queste routine che ripetiamo giorno dopo giorno, formano la base melodica su cui poggia il resto della nostra sinfonia quotidiana.

Ma come ogni sinfonia, la vita quotidiana non è priva di variazioni. Ci sono momenti in cui la musica sale, quando tutto sembra allinearsi perfettamente. Questi sono i giorni in cui il sole splende un po' più luminoso, quando il caffè sembra un po' più dolce, quando ogni interazione, ogni compito, è pieno di gioia e soddisfazione. In quei giorni, ci sentiamo trasportati da un'energia positiva, come se la vita stessa danzasse al ritmo della nostra melodia.

Tuttavia, ci sono anche momenti in cui la melodia si scurisce, quando le note diventano più pesanti e discordanti. In quei giorni, le sfide sembrano insormontabili, gli ostacoli inafferrabili. Le nuvole coprono il cielo, il peso della routine pesa pesantemente sulle nostre spalle, e ogni passo, ogni sforzo, è un ricordo della durezza della vita. Questi momenti di bassa melodia sono inevitabili e portano con sé sentimenti di dubbio, frustrazione e talvolta persino disperazione.

Ma la bellezza della sinfonia quotidiana sta nella sua capacità di integrare questi alti e bassi, di intrecciarli armoniosamente, creando una composizione unica e universale. Perché se ogni giorno è diverso, ogni giorno è anche un riflesso della condizione umana, con le sue gioie e i suoi dolori, le sue vittorie e le sue sconfitte.

È anche fondamentale riconoscere che ogni nota, ogni momento, felice o triste, ha il suo posto nella sinfonia. I momenti difficili, non importa quanto dolorosi, portano con sé lezioni, opportunità di crescita e trasformazione. Ci ricordano l'importanza della resilienza, della perseveranza e della fede nei giorni migliori. Allo stesso modo, i momenti di gioia, non importa quanto fugaci, sono ricordi dell'infinito potenziale della vita, delle innumerevoli possibilità che sono a nostra disposizione se siamo disposti a coglierle.

In definitiva, la sinfonia quotidiana è uno specchio della nostra esistenza, una rappresentazione sonora del nostro viaggio attraverso la vita. Ci ricorda che, indipendentemente dalle circostanze, c'è sempre una melodia da ascoltare, una danza da ballare, una storia da raccontare. E anche se alcuni giorni la musica può sembrare discordante, basta una nota, un momento, per trovare l'armonia, per riconnettersi con la magia della vita.

Parte III: Un capolavoro in evoluzione

Proprio come un artista dipinge con passione, ogni pennellata aggiunge una nuova dimensione alla sua pittura, ogni individuo dà forma anche al proprio capolavoro: la propria vita. Al centro della nostra esistenza c'è una tela dinamica in continua evoluzione, una testimonianza del nostro viaggio, esperienze, speranze e sogni unici. Questa terza parte esplora l'affascinante nozione che, nonostante gli anni che passano, siamo, in realtà, ancora in movimento, in continua evoluzione, e che la nostra vita, in ogni fase, è un capolavoro in divenire.

Le grandi opere d'arte, siano esse dipinti, sculture o composizioni musicali, non vengono create in un giorno. Sono il risultato di un processo, di un'esplorazione, di una riflessione e di una revisione. Allo stesso modo, le nostre vite non sono il risultato di un momento o di un periodo definito, ma piuttosto di un accumulo di momenti, decisioni, incontri ed eventi che insieme creano il panorama della nostra esistenza.

È facile dimenticare che siamo esseri in evoluzione. Nel trambusto della vita quotidiana, presi da routine e abitudini, a volte possiamo sentirci come se fossimo congelati, non progredindo o non cambiando. Eppure, a ben guardare, ogni giorno è un'opportunità di crescita, apprendimento e trasformazione.

Ma cosa caratterizza realmente questa evoluzione? È semplicemente il passare del tempo, gli anni che si sommano? O è qualcosa di più profondo, una ricerca interiore, un desiderio di capire e dare un senso al nostro posto in questo vasto universo?

In questa parte, ci immergeremo in profondità in questa domanda, esplorando come, anche nelle fasi avanzate della nostra vita, possiamo continuare ad evolverci, imparare e prosperare. Vedremo che ogni età, ogni periodo della nostra esistenza, offre le sue lezioni, le sue sfide e le sue opportunità. E che, indipendentemente dalla fase in cui ci troviamo, è sempre possibile ridefinire, rimodellare e ridisegnare il nostro capolavoro personale.

Benvenuti in questa esplorazione della vita come un capolavoro in continua evoluzione, dove ogni capitolo, ogni pagina girata, arricchisce la storia che raccontiamo, il quadro che dipingiamo. Una storia e un dipinto che, seppur segnati dal tempo, portano in sé la promessa e il potenziale di eterna bellezza.

La bellezza dell'anima: oltre l'aspetto fisico

In una società spesso ossessionata dalla giovinezza, dall'aspetto fisico e dagli standard estetici, è facile dimenticare che la vera essenza della bellezza si trova ben oltre la superficie. È nel profondo dell'animo umano che scopriamo una bellezza senza tempo, una luce che brilla con un'intensità e un'autenticità che il tempo o le vicissitudini della vita non possono alterare.

L'anima è quella parte immateriale di noi che trascende la nostra esistenza fisica. È un riflesso delle nostre esperienze, emozioni, pensieri e aspirazioni. Mentre il corpo può mostrare segni di invecchiamento, l'anima rimane eternamente giovane, vibrante e piena di vita. Lei è la testimone silenziosa del nostro viaggio attraverso la vita, catturando ogni momento, ogni emozione, ogni lezione appresa con una precisione e una chiarezza che sfuggono alla comprensione.

La bellezza dell'anima è unica per ogni individuo. Non è definito da criteri esterni o standard universali. Al contrario, è un riflesso della ricchezza interiore, della saggezza acquisita, della compassione sentita, dell'amore dato e ricevuto. È questa bellezza che attira veramente gli altri a noi, creando connessioni profonde e significative che trascendono l'aspetto fisico.

È affascinante vedere come, nel tempo, le persone che coltivano la bellezza della loro anima sembrano irradiare una luce speciale. La loro presenza è rilassante, la loro energia contagiosa. Trasudano una fiducia e una sicurezza che non provengono dalla vanità o dall'ego, ma da una profonda conoscenza di sé e dall'accettazione della loro vera essenza.

Ciò non significa che l'aspetto fisico non sia importante o che debba essere trascurato. Il corpo è il tempio dell'anima, e merita di essere coccolato, rispettato e amato. Ma è essenziale ricordare che la vera bellezza non sta nei tratti del viso o nella silhouette del corpo, ma nella profondità, complessità e ricchezza dell'anima.

Quindi, come coltivi questa bellezza interiore? È un viaggio continuo di auto-scoperta, accettazione e crescita. È importante ascoltare il cuore, seguire le passioni, imparare dai propri errori, perdonare, amare incondizionatamente e aprirsi all'infinito potenziale della vita.

Alla fine della giornata, la bellezza dell'anima è ciò che rimane quando tutto il resto svanisce. È questa luce interiore che continua a brillare, anche nei momenti più bui. È questa forza che ci spinge ad andare avanti, a credere, a sperare e ad amare. Ed è questa bellezza, al di là dell'apparenza fisica, che ci rende veramente magnifici agli occhi del mondo.

Profondità di prospettiva: una finestra su un mondo di esperienze

Nell'interazione umana, lo sguardo gioca un ruolo fondamentale. Molto più di una semplice facoltà visiva, gli occhi sono spesso considerati le finestre dell'anima. Rivelano una storia, un'emozione, un segreto. Sono un riflesso non solo dei nostri pensieri del momento presente, ma anche dell'accumulo delle nostre esperienze passate. Nello specchio degli occhi ci sono storie di amore, perdita, gioia, dolore, sogni e disillusione.

Ogni sguardo è unico, e attraverso di esso possiamo intravedere l'essenza stessa di una persona. Alcuni occhi brillano di uno scintillio malizioso, tradendo uno spirito giocoso o un frizzante senso dell'umorismo. Altri sono intrisi di una dolcezza rassicurante, rivelando un'anima amorevole e benevola. E poi ci sono quegli sguardi che sembrano portare il peso del mondo, a testimonianza di un cammino disseminato di prove e sfide.

Ma ciò che è veramente affascinante è la capacità dello sguardo di comunicare senza parole. Quante volte abbiamo provato un'emozione intensa solo incontrando gli occhi di qualcuno? Un semplice scambio di sguardi può evocare tutta una serie di emozioni: amore, tristezza, curiosità, meraviglia. Gli occhi hanno questa innata capacità di parlare una lingua universale, trascendendo le barriere della lingua, della cultura o della distanza.

Dietro ogni sguardo, c'è una storia. Gli occhi sono i testimoni silenziosi delle nostre esperienze, delle nostre avventure, dei nostri dolori e dei nostri trionfi. Catturano momenti fugaci e li imprimono nella memoria, creando un album intimo delle nostre vite. E anche se le parole a volte ci mancano, i nostri occhi continuano a raccontare la nostra storia con un'autenticità disarmante.

Quindi, la prossima volta che incontri gli occhi di qualcuno, fermati un attimo. Immergiti nel profondo dei suoi occhi e cerca di scoprire la sua storia. Perché anche se ogni sguardo è un enigma in sé, è anche un invito a scoprire un mondo ricco di esperienze, emozioni e ricordi. Ci ricorda che, ben oltre le apparenze, è nella profondità dello sguardo che risiede la vera essenza dell'essere umano.

Amore dato e ricevuto: l'eterno ciclo dell'affetto

L'amore è una forza potente che modella la nostra esistenza in mille modi. Egli è sia la ragione delle nostre gioie più intense che dei nostri dolori più profondi. Ma al centro di questa complessa emozione c'è una semplicità sconcertante: l'amore è uno scambio, un avanti e indietro, un ciclo ininterrotto di dare e ricevere.

Fin dai nostri primi momenti in questo mondo, siamo avvolti dall'amore. Le braccia calde che ci cullano, i dolci canti che ci vengono sussurrati, i teneri sguardi che ci vengono lanciati, tutto questo costituisce la nostra prima introduzione all'affetto. In questi momenti, l'amore è un dono, offerto incondizionatamente, senza alcuna aspettativa di ritorno. È amore puro, inalterabile, il tipo che costituisce il fondamento su cui costruiamo il resto della nostra vita.

Man mano che cresciamo, cominciamo a comprendere la dualità dell'amore. Impariamo non solo a ricevere, ma anche a dare. Scopriamo le gioie della condivisione, del sacrificio, della dedizione. Ogni gesto di affetto, ogni dolce parola, ogni sacrificio diventa una nota nella complessa melodia delle nostre relazioni.

Ma nel corso del tempo, ci rendiamo anche conto che l'amore non è sempre una corsa liscia. Può essere tumultuoso, imprevedibile, a volte persino doloroso. Ci sono momenti in cui ci sentiamo sopraffatti dall'affetto che riceviamo, e altri in cui ci sentiamo vuoti, assetati di amore e gratitudine. Ci sono momenti in cui dare sembra facile, naturale e altri quando richiede uno sforzo monumentale.

Tuttavia, nonostante i suoi alti e bassi, l'amore persiste. Perché al suo interno, l'amore non è solo un'emozione, è una forza vitale. Questo è ciò che ci spinge ad andare avanti, a sognare, a sperare. È ciò che dà senso alle nostre giornate, ciò che colora i nostri ricordi, ciò che forgia i nostri legami più preziosi.

Ed è in questo scambio costante, in questo eterno ciclo di dare e ricevere, che risiede la vera magia dell'amore. Perché ogni volta che diamo amore, lo riceviamo in cambio, forse non sempre nel modo o nel luogo che ci aspettavamo, ma ritorna comunque, spesso moltiplicato.

Quindi, in questo viaggio tumultuoso che è la vita, ricordiamoci di custodire ogni momento di affetto, sia dato che ricevuto. Perché è attraverso questi scambi che tessiamo il complesso tessuto delle nostre vite, creando un quadro ricco e vibrante di emozioni, esperienze e ricordi. Ed è in questo eterno ciclo di amore dato e ricevuto che troviamo, ancora e ancora, la vera essenza dell'umanità.

Colmare il passato e il presente: la connessione tra generazioni

La vita è un continuum, un flusso costante di eventi, esperienze e lezioni che si svolge nel tempo. In questo movimento perpetuo, ogni generazione lascia il segno, influenzando e influenzando coloro che la circondano. E al centro di questo flusso c'è un ponte, un legame invisibile ma innegabile che collega il passato al presente, assicurando che le storie, i valori e gli insegnamenti dei nostri antenati continuino a risuonare negli echi della nostra esistenza presente.

Questo ponte è spesso intessuto di ricordi, storie al caminetto, tradizioni familiari, canzoni cantate e ricette tramandate. È attraverso questi fili delicati che le generazioni precedenti condividono la loro saggezza, il loro coraggio, i loro trionfi e le loro sconfitte. Ogni aneddoto, ogni consiglio, ogni rituale è un mattone nella costruzione di questo ponte, permettendo ai giovani di viaggiare indietro nel tempo ed esplorare le radici della loro identità.

Ma questo ponte non riguarda solo il guardare indietro. Offre anche una prospettiva unica sul presente, consentendo agli anziani di vedere il mondo con occhi nuovi, di meravigliarsi dei progressi tecnologici, dei cambiamenti sociali, delle nuove opportunità e delle sfide che non esistevano nel loro tempo. Facendo questa connessione, il ponte assicura che le lezioni del passato non siano perse, ma piuttosto adattate, rimodellate e applicate alle realtà attuali.

È affascinante vedere come, nonostante le differenze di contesto, cultura o tecnologia, le emozioni umane di base rimangano costanti. Gli amori, i dolori, le aspirazioni, le paure dei nostri nonni e bisnonni non sono così diversi dai nostri. Ed è riconoscendo queste somiglianze, creando quella connessione tra passato e presente, che possiamo veramente comprendere la ricchezza dell'esperienza umana.

Naturalmente, mantenere questo ponte richiede uno sforzo. In un mondo in continua evoluzione, si può essere tentati di guardare sempre al futuro, di lasciare che le storie del passato svaniscano nelle nebbie dell'oblio. Ma così facendo, perdiamo una parte preziosa di noi stessi. Perché è abbracciando sia il passato che il presente, onorando la saggezza degli antichi mentre forgiamo il nostro percorso, che troviamo equilibrio, un senso di continuità e appartenenza.

In fin dei conti, il ponte tra le generazioni non è semplicemente una struttura costruita su memorie e tradizioni. È una manifestazione tangibile dell'amore, del rispetto e della gratitudine che abbiamo per coloro che ci hanno preceduto. È un promemoria che, mentre siamo tutti individui unici che vivono in tempi diversi, siamo tutti parte di una storia più ampia, una rete complessa e interconnessa di esperienze umane. Ed è amando e preservando questo ponte che ci assicuriamo che le lezioni, le risate e le lacrime del passato continuino a vivere, influenzare e ispirare le generazioni future.

Promessa di un futuro luminoso: ottimismo per i prossimi decenni

Il tempo è sempre stato un misterioso maestro di cerimonie, guidando l'umanità attraverso i secoli, presentando sfide impreviste e offrendo opportunità inaspettate. Ad ogni svolta, il futuro sembrava una tela bianca, pronta per essere dipinta con i colori della speranza, dei sogni e delle aspirazioni. E anche nei momenti più bui, quando le nuvole sembravano raccogliersi e oscurare il cielo, c'era sempre quel bagliore persistente all'orizzonte, una promessa di un futuro luminoso.

Questa promessa è l'incarnazione dell'ottimismo umano. È la convinzione che, nonostante le avversità, ci sia sempre un'opportunità di rinnovamento, crescita e trasformazione. È la certezza che anche i più grandi ostacoli possono essere superati, che le cicatrici del passato possono guidare alla guarigione futura e che gli errori commessi possono trasformarsi in preziose lezioni per i giorni a venire.

Ogni generazione ha le sue sfide, le sue battaglie da combattere. Ma ciò che unisce queste generazioni è questa fiamma inestinguibile di ottimismo, questa fede incrollabile in giorni migliori. Non è solo una forma di negazione o un desiderio ingenuo di vedere il mondo attraverso occhiali color rosa. Piuttosto, è un profondo riconoscimento della resilienza umana, la capacità di adattarsi, innovare ed evolversi di fronte a qualsiasi avversità.

Questo ottimismo è alimentato dalla conoscenza dei trionfi del passato. È rafforzato dalle storie di individui che hanno superato difficoltà insormontabili, comunità che si sono unite per creare cambiamenti positivi e nazioni che sono emerse da tempi tumultuosi con rinnovata determinazione. Queste storie sono testimonianze viventi di ciò che è possibile quando la speranza guida il cammino.

Quindi, guardando al futuro, la visione di un futuro luminoso non è solo una bella immagine. È una profezia che si autoavvera. È un invito a ciascun individuo ad abbracciare il proprio potere personale, a contribuire alla creazione di un mondo migliore e a portare luce negli angoli più bui. È un invito all'azione, un promemoria che ogni azione, ogni scelta e ogni decisione ha il potere di plasmare il futuro.

La promessa di un futuro luminoso è quindi molto più di una semplice prospettiva ottimistica. È una responsabilità collettiva, un patto con le generazioni future. È l'impegno ad andare avanti, a continuare a sognare e a continuare a costruire, con la fiducia che ogni passo compiuto ci avvicina a quel futuro tanto desiderato. È la certezza che, anche di fronte all'incertezza, c'è sempre motivo di sperare, di credere e di perseverare. Ed è questa promessa, questo incrollabile ottimismo, che illumina la strada verso i decenni a venire, assicurando che il meglio debba sempre venire.

Il ruolo delle donne nella società: l'impatto e il contributo della 40enne

La donna di 40 anni occupa un posto singolare nel complesso tessuto della società. È spesso a un bivio, avendo accumulato decenni di esperienze, lezioni e ricordi, pur anticipando molti altri anni di crescita, contributi e trasformazioni. Rappresenta sia l'eredità del passato che la promessa del futuro, dandogli un'influenza unica e potente nella società.

Storicamente, le donne sono state spesso relegate a ruoli definiti e limitati. Ma con l'evoluzione del mondo e l'avanzare delle società, è aumentata anche la capacità delle donne di influenzare e contribuire ad aree precedentemente inaccessibili. La donna di 40 anni di oggi è il prodotto di questi cambiamenti. Ha visto il mondo trasformarsi intorno a lei, ha assistito all'emergere di nuove opportunità ed è stata determinante nell'evoluzione dei diritti e dei ruoli delle donne.

Nel mondo professionale, la 40enne è spesso all'apice della sua carriera. Ha accumulato abbastanza esperienza per essere considerata un'esperta nel suo campo, pur avendo ancora molti anni per guidare, guidare e influenzare. La sua esperienza, combinata con la sua capacità di guidare e guidare, la rende una forza da non sottovalutare.

Ma al di là della carriera, il 40enne svolge anche un ruolo cruciale nella sfera familiare. Spesso è il pilastro attorno al quale gravitano molte generazioni. Come madre, cresce la prossima generazione, trasmettendo valori, tradizioni e insegnamenti. Come figlia, si prende cura dei suoi genitori anziani, assicurandosi che la loro saggezza e la loro eredità sopravvivano. E spesso, è anche una sorella, una zia, un'amica, che fornisce sostegno, amore e guida a tutta la sua comunità.

Il 40enne è anche un consumatore, un elettore, un volontario, un attivista. Prende decisioni che modellano l'economia, influenzano la politica e contribuiscono al benessere della società. Vota, parla, combatte per le cause a cui tiene e, attraverso tutto questo, plasma attivamente il futuro.

Con tutte queste responsabilità e ruoli, è chiaro che l'impatto e il contributo della donna di 40 anni alla società è immenso. Non è solo un testimone passivo dell'evoluzione del mondo, è un attore importante in esso. Prende decisioni che riguardano migliaia, se non milioni, di vite. Crea onde d'urto che si diffondono ben oltre la sua cerchia immediata, influenzando comunità, nazioni e persino il mondo intero.

Alla fine della giornata, la donna di 40 anni non è solo una figura iconica di maturità e saggezza, è un pilastro della società moderna. Incarna un delicato equilibrio tra l'esperienza del passato e l'ottimismo per il futuro, tra tradizione e modernità, tra il ruolo di custode e quello di pioniere. La sua influenza è pervasiva, il suo impatto innegabile e il suo contributo alla società inestimabile.

Conclusione: celebrare una vita in continua evoluzione

La vita è un viaggio tumultuoso, pieno di innumerevoli alti e bassi, prove e trionfi. Ogni tappa, ogni decennio, porta le sue sfide, le sue lezioni, i suoi momenti di gioia e tristezza. Ma in tutto questo, ciò che risalta più chiaramente è l'incredibile capacità degli esseri umani di evolversi, crescere e trasformarsi.

Il 40enne incarna questo sviluppo in modo toccante. È un riflesso di tutte le esperienze accumulate, di tutte le lezioni apprese, di tutti i sogni perseguiti. Ma è anche la promessa di tutto ciò che deve ancora venire, di tutte le avventure da intraprendere, di tutte le storie da scrivere. È la prova vivente che la vita non è statica, ma un flusso costante di cambiamento, adattamento e rinascita.

È una vita che ha conosciuto la fragilità della giovinezza, con i suoi sogni audaci e le sue alte aspirazioni. Una vita che ha attraversato le sfide dell'età adulta, spesso bilanciando molteplici responsabilità mentre cercava significato e scopo. Ed è una vita che guarda al futuro con saggezza acquisita e rinnovata anticipazione, pronta ad abbracciare tutto ciò che i prossimi decenni hanno da offrire.

Celebrare la vita di una donna di 40 anni è una celebrazione della resilienza, della perseveranza e della passione. È riconoscere la bellezza di ogni ruga, ogni cicatrice, ogni lacrima versata e ogni scoppio di risate. È capire che ogni momento vissuto, buono o cattivo, contribuisce a forgiare il carattere, affinare l'anima e arricchire la mente.

Ma più di ogni altra cosa, celebra la capacità di amore, empatia e compassione. Perché al di là dei successi professionali, dei ruoli sociali o delle sfide personali, ciò che definisce veramente una vita è la capacità di amare ed essere amati a sua volta. È in questi momenti intimi, in questi legami profondi e duraturi, che troviamo il vero senso dell'esistenza.

Quindi, in conclusione, la vita di una donna di 40 anni è una celebrazione in sé. Una celebrazione di tutto ciò che è stato vissuto, di tutto ciò che è caro e di tutto ciò che deve ancora venire. È un'ode alla costante evoluzione, all'incessante ricerca di crescita e all'ineguagliabile bellezza dell'esperienza umana. È un promemoria che, indipendentemente dall'età, ogni giorno offre l'opportunità di ridere, amare, sognare e diventare la migliore versione di te stesso.